RÉPONSE

DE

M. DE BAUVE,

MAÎTRE EN CHIRURGIE DE PARIS;

A UN ÉCRIT ANONYME.

RÉPONSE

A UN ÉCRIT ANONYME,

AU SUJET

D'UN NOUVEL INSTRUMENT

DE CHIRURGIE,

Propre à extraire les Corps Étrangers engagés dans l'œsophage, & à faire passer dans l'estomac les alimens & les médicamens liquides dans les difficultés d'avaler.

Par M. DE BAUVE, Maître en Chirurgie de Paris.

A PARIS,

De l'Imprimerie de Laur.-Ch. d'Houry, Imp.-Lib. de Mgr. le Duc d'Orléans ; & Fils, au Saint-Esprit & au Soleil d'Or, rue de la Vieille-Bouclerie.

M. DCC. LXIX.

AVANT-PROPOS.

Mon intention n'étoit pas de répondre au Libelle qu'on a répandu contre moi, parce que l'expérience est le seul Juge en Chirurgie. Les succès de mon Instrument, les avantages qu'en ont retirés plusieurs de mes Confrères, m'ayant mérité l'approbation générale des Gens de l'Art, devoient mieux, que tout autre moyen, anéantir les fausses imputations de mes Antagonistes.

Cette approbation & l'accueil favorable & plein de bonté qu'a daigné y faire un Monarque, LE ROI *de Dannemarck, l'admiration de la France & le bonheur de son Peuple, la satisfaction qu'il a daigné en témoigner, en m'honorant de la protection & des bienfaits qu'il accorde aux Arts utiles, me donnoient la confiance, que des suffrages aussi respectables conduiroient mes Adversaires au silence ; mais rien n'est capable de mettre un frein à leur jalousie : ils ont fait insérer dans l'Avant-Coureur, une Notice, par laquelle ils tendent à déprécier l'utilité & l'invention de mon Instrument ; je me crois obligé de détruire des idées aussi désavantageuses : l'intérêt de l'humanité & mon honneur l'exigent ; c'est pour satisfaire à ce double devoir, que je publie la Réponse suivante ; à la suite de laquelle j'ai cru devoir faire imprimer une Lettre adressée à M. Sue le jeune, par laquelle on apprécie des Remarques qu'il dit avoir imaginées, & lûes à l'Académie Royale de Chirurgie, au sujet de mon Instrument ; je l'ai reçu depuis le mois de Septembre dernier, je ne l'ai point rendue publique, parce que je n'aurois jamais pensé que mes Adversaires eussent osé faire annoncer leur Libelle dans des papiers publiques, & m'eussent forcé de publier leurs petites manœuvres.*

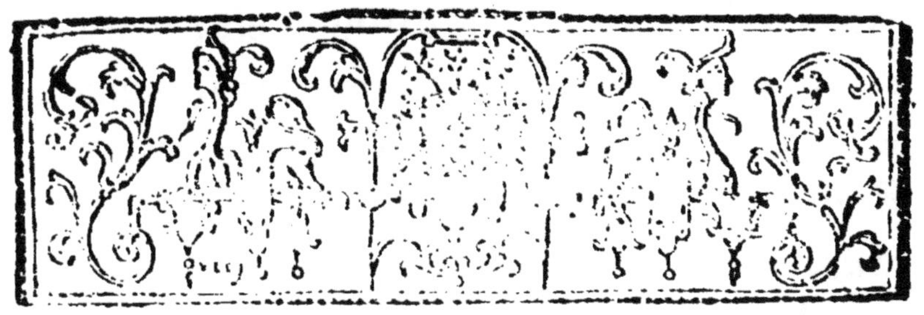

RÉPONSE
DE
M. DE BAUVE,
MAÎTRE EN CHIRURGIE DE PARIS,
A UN ÉCRIT ANONYME ;
Au sujet de son Instrument Œsophagien.

. . . . . . *Solutos*
Qui captat risus hominum, famamque dicacis :
. . . .
. . . . *Hic niger est.*
HORAT. Sat. IV. L. I.

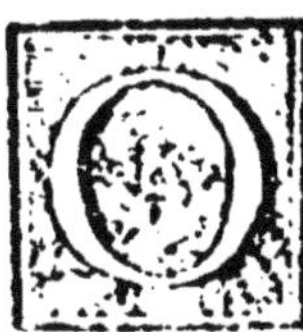

ON a adressé à M. Roux, Auteur du Journal de Médecine, une lettre sur l'utilité d'un instrument que j'ai inventé ; cet instrument est propre à extraire les corps étrangers engagés dans l'œsophage, & sa cannule est propre à faire parvenir dans l'estomac les alimens & les médicamens liquides : je le nomme *Œsophagien*, & sa cannule, *Cannule Œsophagienne.*

L'Auteur du Journal, dont l'érudition & la prudence sont trop connues pour en faire ici l'éloge, a jugé convenable d'insérer cet Écrit dans une de ses brochures périodiques, fondé sur le rapport & le témoignage d'un homme digne de foi, & qui avoit été témoin des succès de ma *Cannule Œsophagienne* dans les difficultés d'avaler.

Un Anonyme, offensé de la publicité de ces succès, envoya à M. Roux une lettre remplie de personnalités & de calomnies. M. Roux refusa d'insérer cet écrit dans son Journal, parce qu'il ne fait jamais imprimer de libelle. L'Anonyme piqué se plaint amèrement de ce refus, après avoir modestement annoncé que sa lettre pouvoit être utile au Public, aux Chirurgiens, à moi-même, en voulant faire entendre que l'invention de cet Instrument ne m'appartient pas ; que son usage est dangereux ; qu'il y a de la malhonnêteté & de l'étourderie dans le procédé de celui qui a publié les succès de cet Instrument par une observation ; que nous avons eu l'indiscrétion de penser qu'une attaque d'apopléxie n'est point une maladie suspecte, &c. &c. Telles sont les observations de l'Anonyme & les réflexions qu'il propose pour l'instruction du Public, des Chirurgiens & de moi-même. A ces réflexions, il ajoute les personnalités sur lesquelles je garderai le silence, parce que tout libelle ne mérite que du mépris. Je me bornerai donc à me justifier sur quelques points essentiels.

Les égards que je dois à la Famille de M. de Mond**, m'empêchent de passer sous silence les imputations de l'Anonyme, qui, ne pouvant altérer la vérité, cherche à en noircir les accessoires ; il dit, *page 2, l'Auteur du Journal de Médecine, n'avoit pas craint de publier une lettre anonyme, dans laquelle on rend compte* *indiſcrettement des détails d'une maladie qu'il convenoit de taire, & où manquant aux loix de l'honnêteté, on s'eſt permis de nommer un Malade, ſans ſon propre aveu, ſans l'agrément de ſa Famille.* Il ne convient de taire les détails d'une maladie, que lorſqu'elle eſt ſuſpecte ou que ces détails peuvent jetter du louche ſur la conduite & les mœurs du malade; mais comme une attaque d'apopléxie, cauſée par une humeur de goutte, terminée par une paralyſie à la gorge, n'a jamais été de ce nombre, pourquoi l'Auteur du Journal auroit-il craint, d'après le témoignage du Médecin même du malade, de publier une obſervation qui n'a rien de malhonnête, & par laquelle on rend compte des ſuccès d'un nouvel inſtrument, & de l'utillté que le Public peut en retirer? Où tombe l'indiſcrétion? On eſt indiſcret, quand on rapporte des faits haſardés; & les détails qu'on nous reproche n'ont choqué l'Anonyme, que parce qu'il conſtate avec trop d'authenticité les ſuccès de mon inſtrument.

On s'eſt permis, il eſt vrai, de nommer le malade, parce qu'on ne ſçauroit donner trop d'authenticité à un fait, dès qu'il intéreſſe la vie ou la ſanté des Citoyens ; c'eſt à ce titre ſeul qu'on mérite leur juſte confiance, & qu'on ſe met à l'abri de cette claſſe d'obſervations tacites ou anonymes imaginées par le ſeul intérêt, pour tromper le Public & abuſer de ſa crédulité. D'ailleurs nous ſommes perſuadés que la Famille de M. de M***, loin d'être offenſée de contribuer à la réputation de cet Inſtrument ſalutaire, a été trop ſenſiblement touchée de voir prolonger des jours précieux dans le moment le plus déſeſpéré, pour n'avoir pas vû, avec un vrai plaiſir, répéter dans les papiers publics, un événement ſi agréable, & pour n'avoir pas applaudi aux vûes honnêtes qui nous ont déterminé.

Mais, qui eſt-ce qui ſe plaint ? Un Anonyme ! Et un Anonyme qui, plus occupé à nous attribuer des torts qu'à en rectifier les moyens, continue, *page* v, vi

& VII, à nous reprocher que nous avons manqué aux loix de l'honnêteté, au malade, à la famille; lorsqu'il insinue lui-même des idées suspectes, & donne à penser que la maladie de M. de M*** est du nombre de celles que l'on doit taire. Nous garderons le silence sur le jugement que l'on doit porter d'un pareil procédé.

L'Anonyme accuse ensuite l'Apologiste de mon instrument d'être *un Auteur sans aveu, suspect, & auquel on ne doit accorder aucune confiance* sur un fait; fait attesté par les Médecins, publié par les Bulletins & imprimé sur le témoignage d'un homme digne de foi, & témoin de ce dont on rend compte au Public. Et cette accusation se trouve dans une méchante lettre que l'Auteur n'ose avouer, & qu'on n'a pas voulu imprimer, parce qu'elle est remplie de calomnies & de fiel.

Aussi non-content de vouloir obscurcir la vérité sur ce fait utile au Public, l'Anonyme s'efforce encore de l'altérer sur ce qui me concerne.

Je ſoumis mon Inſtrument, ainſi que ſes différens uſages, à l'examen de l'Académie Royale de Chirurgie; certains Membres de cette Compagnie en ont fait éluder le Jugement, & l'Académie n'a point encore prononcé. Cet Anonyme, étayé des ſuffrages de MM. Berdolin, Recolin, & Sue le jeune, ne devoit pas ignorer ce fait; par ménagement, ſans doute pour eux, mon Apologiſte après avoir rendu compte du ſuccès de ma *Cannule Œſophagienne*, & des avantages qu'on peut retirer de mon Inſtrument *Œſophagien*, dit: *qu'il n'entrera pas dans l'examen de ce qui a pû empêcher l'Académie de faire part au Public d'une découverte auſſi utile . . . . . . Que M. de Bauve a cru ſans doute qu'ayant ſoumis ſon Inſtrument à l'examen de l'Académie, il ne lui convenoit pas de le rendre public, & qu'il devoit attendre qu'elle l'annonçât dans ſes Mémoires.*

Notre Anonyme conclut que cet Auteur, *attaque directement l'Académie*, *la taxe de négligence , & veut attacher l'idée d'injustice aux motifs raisonnés qui l'ont déterminé à ne point publier une prétendue invention de M. de Bauve , &c. . . . .* Il conclut, *qu'il doit la justifier du reproche que l'amour propre humilié a pû suggérer . . . .* Et qu'en *qualité de Citoyen, il n'écrit que pour le bien & l'humanité.*

En effet , seroit-ce pour le bien des hommes que cet Anonyme m'accuseroit de manquer à l'Académie , parce qu'un Citoyen persuadé que mon Instrument est utile , rapporte succinctement les succès de cet Instrument, dont il n'est point l'Auteur, & qui est soumis à l'examen de l'Académie Royale de Chirurgie ? Seroit-ce comme Citoyen que cet Anonyme convertit des représentations en reproches pour prendre le titre pompeux de défenseur de l'Académie ? Seroit - ce comme Citoyen qu'il ose publier que l'Académie a rejetté mon Instrument, tandis qu'elle n'a point encore porté son Jugement ; & qu'il ose faire autoriser une pareille imposture par certains Membres de cette Compagnie, pour en imposer au Public ? De pareils procédés de Citoyens, de pareilles imputations dévoilent clairement cet intérêt personnel, cet esprit de jalousie & de cabale, qui ne craint point d'altérer la vérité, & de compromettre une Compagnie pour servir sa passion.

C'est, sans doute, d'après ces motifs que l'Anonyme m'acouse de n'être point l'Auteur de mon Instrument, en même-tems qu'il fait l'aveu que cette invention m'appartient, puisque dans la description qu'il en donne, si quelques Auteurs en avoient parlé avant moi, il les auroit cité, il auroit comparé mon Instrument avec ceux qui m'auroient servi de modèle. Aussi passant légérement sur ce reproche, cet Anonyme se replie sur l'usage de mon Instrument, qu'il dit être dangereux.

Si l'Anonyme eût, comme Chirurgien, examiné mon Instrument, & qu'il eût été de bonne foi ; loin d'imaginer aucun inconvénient dans son usage, il auroit apperçu au premier coup d'œil tous les avantages qu'on peut désirer d'un Instrument propre à extraire les corps étrangers engagés dans l'*œsophage*. 1°. La Cannule d'argent, courbée comme il convient, garnie à son extrémité d'un rebord mousse & poli, est introduite facilement & avec sûreté dans l'*œsophage*. 2°. Introduite dans l'*œsophage*, elle fait alors l'office de sonde, elle indique l'existence & la position du corps étranger qu'on a à extraire. 3°. Le Chirurgien assuré de l'existence & de la position du corps étranger, & sans le quitter, fait sortir la pince à ressort, laquelle lui sert encore de sonde, jusqu'à ce qu'abandonnant la pince à l'action du ressort, elle saisisse le corps étranger qu'on a à extraire. 4°. Les mâchoires de cette pince, recourbées en dedans, en forme de bec de canne, s'ouvrent à mesure que la pince sort de l'extrémité de la cannule, qui lui donne passage ; elles écartent les parois de l'*œsophage*, à mesure que cette pince s'avance ; manœuvre qui donne beaucoup de facilité pour embrasser & saisir avec sûreté le corps étranger qu'on a à extraire. L'Anonyme n'annonce cependant qu'inconvéniens & que danger dans l'usage de mon Instrument ; il imagine des motifs raisonnés, il fabrique un jugement ; & pour leur donner plus d'autorité, il ose les attribuer à l'Académie Royale de Chirurgie. Après de pareils procédés, rien ne doit étonner de la part de cet Anonyme ; aussi cet Instrument, dit-il, *est spécieux, mais la sagacité de l'Académie ne laissa pas durer l'illusion ; on reconnut que l'usage d'un pareil instrument étoit très-dangereux, parce que rien ne peut indiquer à la main du Chirurgien, si le corps qui se trouve engagé dans les mâchoires de la pince, est réellement un corps étranger ; ou si*, &c. &c.

Attribuer une pareille réflexion à l'Académie Royale de Chirurgie, c'est réitérer l'aveu que l'Anonyme fait d'ignorer les premiers principes de la Chirurgie : en effet, l'expérience démontre tous les jours aux Membres qui composent cette célèbre

Compagnie, qu'on s'aſſure par la ſonde de l'exiſtence & de la poſition d'un corps étranger engagé dans le fond d'une plaie ; que cette délicateſſe & ce diſcernement du tact, acquis par l'expérience, en inſl iſant le Praticien de la ſituation du corp. .tranger, lui indiquent en même tems la manière de diriger ſon inſtrument, & de ſaiſir avec ſûreté le corps qu'on a à extraire. De même la cannule de mon inſtrument, à la faveur de laquelle on conduit la pince, faiſant d'abord l'office de ſonde, inſtruira le Chirurgien de l'exiſtence & de la poſition du corps étranger engagé dans l'*œſophage* ; & ce tact, qu'on doit lui ſuppoſer, lui indiquera la manière de diriger ſon Inſtrument, de ſaiſir le corps étranger ; & la piéce à pouce, qui fait alors moins de ſaillie, l'aſſurera que le corps étranger eſt engagé dans les mâchoires de la pince.

C'eſt par ce tact que le célèbre Fabrice de Hilden s'aſſura que le malade qui fait le ſujet de ſa 35e Obſervation, Cent. V.

n'avoit plus de corps étranger engagé dans l'*œsophage*; il eût sauvé la vie à ce malade, ainsi qu'il le dit, si des ignorans ne se fussent obstinés à chasser dans l'estomaç un corps étranger qui n'existoit plus dans l'*œsophage*; ils ne firent qu'agacer le mal, & ce malheureux devint la victime de leur ignorance.

Mais il paroît que cet Anonyme ne connoît ni l'usage de la sonde, ni les avantages qu'on en retire en Chirurgie; qu'il ignore ce que c'est que cette délicatesse & ce discernement que tout Praticien acquiert par l'expérience. S'il eût consulté l'Académie Royale de Chirurgie, il eût appris dans ses Mémoires (1), que ce fût à ces moyens que MM. de la Borde & l'Achmund dûrent leurs succès. La pince qui leur servit à faire l'extraction, l'un d'un os engagé au bas du pharinx; l'autre, d'un morceau de boulon de fer arrêté dans le gosier d'un enfant, leur servit d'abord de sonde, & ce fut, de leur pro-

(1) Page 474 & suivantes.

pre aveu, par ce tact, qu'ils s'assurèrent de la situation du corps étranger, qu'ils dirigèrent leur instrument, & qu'ils saisirent ce corps qu'ils avoient à extraire. Ces pinces qui ont les mâchoires fort longues, devoient offrir, au moins, la crainte de pincer dans leur trajet, surtout près de leur charnière, les parties environnantes; cela n'arriva pourtant point, & M. Hévin, scrupuleux à faire mention des moindres inconvéniens, en rapportant ces deux observations paroit être bien loin de soupçonner ces deux Chirurgiens d'avoir été dans le cas d'engager dans leurs pinces d'autres corps que ceux qui étoient à extraire : M. l'*Achmund* enfonça cependant sa pince avec beaucoup de difficulté jusqu'au corps étranger ; & l'extraction faite par M. *De la Borde* fut suivie d'une hémorrhagie causée, dit M. *Hévin*, par le déchirement que les extrêmités pointues de l'os avoient fait à la paroi de l'*œsophage*.

Mon Instrument *Œsophagien*, en réuniſſant tous les avantages de ces pinces, a encore celui d'être porté beaucoup plus loin dans l'*œſophage*, d'avoir les mâchoires de ſa pince infiniment plus courtes & bombées vers leur centre, d'avoir leur réunion chatonnée dans la cannule, à la faveur de laquelle on conduit la pince. Cette cannule fait en même-tems l'office de ſonde, indique l'exiſtence & la poſition du corps étranger, &c. &c. Les mâchoires de cette pince, en s'ouvrant, éloignent la paroi de l'*œſophage*, dégagent le corps étranger qu'elle embraſſe, & ne peuvent que ſaiſir ce corps étranger qu'on a à extraire.

*Ou ſi la paroi de l'*œſophage, continue l'Anonyme, *qui eſt toujours bourſouſſlée en pareil cas, n'eſt pas elle-même pincée par les mâchoires de l'Inſtrument; que dans cette dernière ſuppoſition, la pince qui ſaiſit & ſerre avec beaucoup de force, emporteroit infailliblement une partie de la paroi, lorſqu'on retireroit le tuyau, & que cette, &c. &c.*

Il faudra donc ſuppoſer que la paroi de l'*æſophage* ſoit bourſoufflée dans l'inſtant que le corps étranger y eſt engagé ; que cette paroi ſoit plus expoſée à être pincée, parce qu'elle eſt plus tendue ; qu'un Chirurgien puiſſe pincer cette membrane ſans s'en appercevoir, ſoit par le tact, ſoit par les douleurs vives qu'on occaſionneroit au malade ; qu'un Chirurgien puiſſe emporter un morceau de cette paroi ſans s'en douter ; que ces inconvéniens & les dangers que l'Anonyme en deduit, puiſſent être cauſés par une pince introduite fermée & chatonnée dans ſa cannule, qu'on fait enſuite, & à volonté, ſortir par dégrés, & dont les mâchoires recourbées en dedans en forme de bec de canne, ne peuvent s'ouvrir qu'en écartant la paroi de l'*æſophage*, bien loin de la pincer, ſurtout quand elle eſt bourſoufflée, puiſqu'alors elle offre moins de priſe ; que ces réflexions ſoient émanées de l'Académie de Chirurgie. Qui pourra le le supposer ? A-t-elle jamais reproché aux Lithotomistes d'emporter avec les tenettes la paroi de la vessie, au lieu d'en extraire le calcul ; elle recommande aux élèves, que quand la tenette est introduite, de s'en servir d'abord comme de sonde, & de s'assurer ainsi de la position de la pierre avant que de la saisir. Telles sont les précautions recommandées dans l'usage de mon Instrument, précautions qu'offre sa construction, puisque sa cannule fait nécessairement l'office de sonde ; & la forme de sa pince démontrera d'ailleurs à tous Chirurgiens le peu de fondement de cette objection : sa cannule lisse & polie, courbée selon le local qu'elle doit parcourir, a encore l'avantage d'être conduite avec sûreté, d'abaisser la base de la langue, d'être à l'abri d'agacer, d'irriter & d'excorier les parties qu'elle parcourt, enfin cet instrument a cet avantage, si desiré, d'extraire par la bouche les corps étrangers engagés dans l'*œsophage*, & de délivrer le Chirurgien de toute crainte sur les accidens que ces corps peuvent occaſionner, lorſqu'ils ſont pouſſés dans l'eſtomac.

C'eſt d'après des ſuppoſitions auſſi peu vraiſemblables, que l'Anonyme fait encore dire à l'Académie : *que cette lacération pourroit produire une inflammation plus dangereuſe que ne peut l'être le ſéjour du corps étranger.*

Pourquoi l'Académie Royale de Chirurgie s'eſt-elle particulièrement occupée des moyens les plus efficaces, pour débarraſſer l'*œſophage* des corps étrangers qui y ſont engagés ? Sans doute parce que le plus grand nombre d'obſervations prouve que les corps étrangers arrêtés dans l'*œſophage*, ſont preſque toujours mortels, quand on ne les en dégage pas promptement ; & voilà ce que démontrent les laborieuſes & utiles recherches de M. *Hévin : en général*, dit ce Sçavant Académicien, en parlant des corps qu'il faudroit retirer, & qu'on eſt obligé d'enfoncer, *il y a incomparablement moins de dangers à enfoncer dans l'eſtomac ces corps qui s'arrêtent dans* l'œsophage, *que d'abandonner à la violences des accidens les personnes qu'ils mettent dans un extrême danger.* Aussi MM. *de la Borde* & *Perrotin* s'occupèrent-ils uniquement à éloigner les dangers qui menaçoient leurs malades ; ils n'eurent pas la vaine crainte de lacérer la membrane de l'*œsophage*, ni la cruauté de les laisser périr sans secours ; ils firent l'extraction, ils lacérèrent l'un & l'autre la paroi de l'*œsophage*, mais ils sauvèrent la vie à leurs malades. A côté, il est vrai, se trouve l'observation rapportée par M. *Petit*, dans laquelle il fait mention des mauvaises suites qu'occasionna une lacération faite à l'*œsophage* par le crochet ; mais pourquoi ? M. *Petit* le dit : *l'Opérateur étoit peu versé en Chirurgie.*

M. *Stedman* lacéra cette membrane, puisque l'extraction fut suivie d'effusion de sang ; la lacération de cette paroi dans l'extraction que fit M. *Brouillard*, fut si considérable, qu'il fut obligé de saigner plusieurs fois son malade ; il n'y a enfin que très - peu d'obſervations rapportées par M. *Hévin*, & adoptées par l'Académie, où il n'y ait eu lacération, ſans cependant qu'il ſoit fait mention d'aucunes ſuites fâcheuſes : & dans ce nombre immenſe d'obſervations ſur les corps étrangers, engagés dans l'*œſophage*, il ne ſe trouve que trois cas où la lacération de l'*œſophage* eut de mauvaiſes ſuites ; celui rapporté par M. Petit, dont nous venons de parler ; celui de Fabrice de Hilden, duquel nous avons déja fait mention ; & le troiſième tiré des Éphémérides d'Allemagne : dans celui-ci, qui eſt-ce qui opéra ?, Un Barbier. Quel fut le moyen dont il ſe ſervit ? Un bâton de ſarment ſec & de la groſſeur du doigt. Que d'après les principes & les connoiſſances de l'Opérateur peu verſé en Chirurgie de M. *Petit*, du Charlatan de *Fabrice* de *Hilden*, & du Barbier des Ephémérides ; l'Anonyme & ſes Adhérants ſoient perſuadés qu'une lacération faite à l'*œſophage* pourroit produire une inflammation plus dangereuſe que ne peut l'être le séjour du corps étranger ; cela n'est point étonnant, ils sont conséquents à leurs connoissances : mais qu'ils attribuent à l'Académie ces réflexions ; qu'ils publient que ce sont les motifs raisonnés qui ont déterminé cette Compagnie à ne point publier la prétendue invention de M. de Bauve, de pareilles assertions ne peuvent que paroître ridicules, parce que quand on veut attribuer les motifs raisonnés d'un jugement quelconque à une Compagnie, il faut au moins les rendre vraisemblables, c'est-à-dire, qu'ils ne soient pas contradictoires aux principes adoptés par cette Compagnie.

Et l'on conclut avec M. Hévin, continue l'Anonyme, *qu'il est toujours plus avantageux de repousser dans l'estomac les corps étrangers, que de les extraire par la voie de la bouche.* Mais qui est-ce qui conclut ? Est-ce l'Anonyme, ses Adhérants ou l'Académie ? Quant à M. Hévin, l'Anonyme auroit dû nous citer dans quelle page de son Mémoire ce sçavant Académicien conclud ainsi. Consultons-le dans ſon propre ouvrage, dans les Mémoires de l'Académie de Chirurgie.

Page 455. *Remarques ſur le premier cas. Des corps qui peuvent être pouſſés dans l'eſtomac.*

» Quoique nous ſoyons convaincus par
» une expérience journalière que les dif-
» férens corps étrangers dont nous venons
» de parler, peuvent être enfoncés dans
» l'eſtomac, ſans qu'il en arrive aucun
» accident ; il eſt cependant important
» d'avertir les jeunes Chirurgiens, que
» cette voie n'eſt pas toujours la plus ſûre,
» car nous voyons dans les Obſervateurs
» que quelquefois ces corps s'arrêtent
» dans l'eſtomac ou dans les inteſtins, &
» qu'ils cauſent beaucoup de déſordres,
» & même la mort.

Page 461 & ſuiv. » Il eſt aiſé de con-
» clure de ces obſervations, que l'on doit
» toujours s'attacher, autant qu'il eſt
» poſſible, à tirer les différens corps étran-
» gers dont on vient de voir les mauvais

» effets, parce que quand on peut y réussir, on est délivré de toute crainte; » au lieu que quand on les enfonce, on » n'est pas absolument sûr de l'événement; on doit même, dans les jugemens que l'on porte dans ce dernier » cas, ne pas perdre entièrement de vue » les accidens que ces corps, lorsqu'ils » sont passés dans l'estomac, peuvent occasionner.

Page 461. *Second cas. Corps étrangers qu'il faut tirer.*

» Si les corps qui peuvent être enfoncés dans l'estomac avec le moins de » dangers, produisent quelquefois des » effets aussi fâcheux que ceux que nous » venons d'exposer, combien à plus forte » raison doit-on craindre les désordres » que peuvent causer les corps durs qui » s'arrêtent dans l'*œsophage*, & qui par » leurs figures angulaires, inégales ou » tranchantes, sont capables de piquer, » de couper ou de déchirer les parties » qu'ils touchent? Et combien aussi doit-

» on être attentif au danger qu'il y auroit
» de débarrasser l'*œsophage*, en chassant
» ces corps dans l'estomac ? &c.

Page 498. *Troisième cas. Corps étrangers qu'on est obligé d'enfoncer.*

» Les corps étrangers dont nous venons
» de parler se trouvent quelquefois arrê-
» tés si profondément dans l'*œsophage*,
» ou tellement engagés dans ses parois
» qu'on ne peut les retirer ; & souvent
» ces corps causent des accidens extrê-
» mement pressans, qui obligent de les
» enfoncer : il est vrai que c'est une fâ-
» cheuse ressource ; mais quelque danger
» qu'il y ait à craindre en prenant ce der-
» nier parti, on peut néanmoins espérer
» qu'il n'aura pas des suites aussi fâcheu-
» ses, que les funestes effets que ces corps
» entretiennent par leur présence dans l'*œ-*
» *sophage*, &c.

Telles sont les réflexions que M. Hévin fait d'après l'expérience la plus constante, ou plutôt les axiomes qu'il déduit de l'observation : axiomes adoptés par l'Académie & insérés comme tels dans ses Mémoires.

Et l'on conclud avec M. Hévin, qu'il est toujours plus avantageux de repousser dans l'estomac les corps étrangers, que de les extraire par la voie de la bouche.

C'est cependant de quoi l'Anonyme nous assure. Il nous assure encore que tous ses motifs & son jugement, que nous rapportons très-exactement, sont des vûes utiles d'un bon Citoyen : que ces réflexions sont dictées par la bonne foi & l'impartialité : que ses observations sont faites pour l'instruction du Public, de la Chirurgie & de moi-même.

Il nous assure de plus que ces réflexions & ce jugement émanent de l'Académie Royale de Chirurgie, qu'il en est le défenseur & l'organe, &c. On peut juger par tout ce qui vient d'être rapporté, si cette célèbre Compagnie a lieu d'être contente d'un pareil Apologiste ; cet Apologiste, nous assure & nous en convenons, que *les éloges qu'on se prodigue à soi-même peuvent abuser les sots & les ignorans : mais l'homme d'esprit en est révolté : l'homme instruit fait tomber le masque : la honte reste*, à qui ? A celui *qui ea, quæ ab aliis sunt inventa, inhonestorum verborum artificio contaminare contendit, neque quicquam corrigit, sed a peritis inventa apud imperitos traducit, is sanè prudentiæ existimationem tueri velle non videtur, sed potius naturam suam, aut ignorationem malitiosè prodere.*

Hipp. *de arte.*

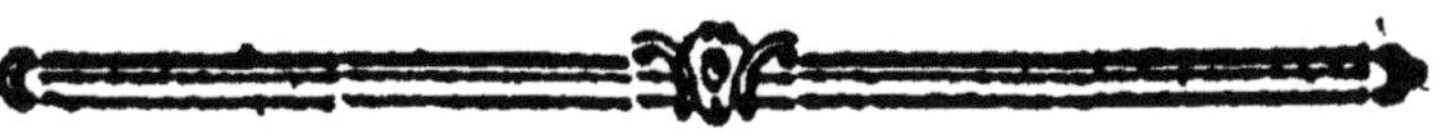

LETTRE

A M. SUE le je,

OU

RÉPONSE

AUX REMARQUES

QU'IL a communiqué à l'Académie Royale de Chirurgie, au sujet de la *Cannule Œsophagienne*, présentée à la même Académie par M. DE BAUVE, Maître en Chirurgie de Paris.

M.

DÉBUTER par démentir l'expérience, ignorer les termes de l'Art, de trois citations en falsifier une, ne point entendre les autres, annoncer une lecture réfléchie, ne pas sçavoir lire ; du tout preuve imprimée en main ; n'est-ce pas abuser de l'indulgence d'une Compagnie sçavante ? N'est-ce pas témérairement en abuser, que de lui lire & faire imprimer : *J'ai cru que l'Académie me sçauroit gré de lui exposer mes réflexions à ce sujet ?*

Ce sont cependant ces Réflexions qui ont séduit vos Éditeurs ; mais ils ont eu la précaution d'annoncer que toutes les parties de la Chirurgie leur étoient fort étrangères, & vous leur en avez fourni la preuve : en effet, *penser qu'un algalie flexible doit être plus avantageuse qu'une solide, parce qu'elle se prêteroit beaucoup mieux aux besoins du malade*, n'est-ce pas contredire les faits, qui ont démontré la futilité de ce motif, lorsque WANHELMONT, FABRICE D'AQUAPENDENTE, & SOLINGEN (1), s'en servirent en faveur de

---

(1) Wanhelmont inventa l'algalie de cuir ; Fabrice celle de corne ; & Solingen, Chirurgien Flamand, qui écrivoit

leurs algalies fléxibles ? Quel fut le jugement des Maîtres de l'Art ? L'expérience le leur fournit : la difficulté ou l'impossibilité de les introduire, les douleurs & les excoriations qu'elles excitèrent, &c. &c. les firent tellement proscrire, que la plûpart des Chirurgiens (2) ne jugèrent pas même à propos d'en faire mention dans leurs écrits, & que ceux qui le firent n'en indiquérent que les inconvéniens. *Sed hoc ipso mihi, quam parum in actionibus Chirurgicis sint versati, demonstrare videtur : quia profecto mollibus istius modi instrumentis res vel prorsus non, vel saltem minus recte perfici potest :* Heister Instit. Chir.

Qui se seroit imaginé que ces Instrumens proscrits de l'usage même, auquel ils

---

en 1684, en imagina une faite, ainsi que le repoussoir d'arrêtes de M. *Petit*, d'une petite lame d'argent contournée en spirale.

(2) Vous ne soupçonnerez pas M. de Garengeot, de les avoir ignoré; mais il en connoissoit trop les défauts, pour en parler dans son Traité des Instrumens.

ſont deſtinés, ſeroient ſans faits ni tentatives, propoſés ſalutaires aux premières voies; que nuiſibles à l'urètre, ils ſeroient enviſagés utiles à l'*œſophage*; qu'inventés pour évacuer l'urine de la veſſie, mais rejettés comme dangereux, ils ſeroient annoncés devant l'Académie Royale de Chirurgie, comme les plus avantageux, pour procurer la dégſutition? Dénué d'obſervation, voilà ce que vous décidez, fondé uniquement ſur ce qu'*une algalie flexible rempliroit plus utilement les vûes du Chirurgien*, *qu'un Inſtrument* (celui de M. de Bauve) *dont la courbure eſt déterminée* (ſelon le local), *& que ſa roideur & ſon inflexibilité rendent peu propre à être porté dans l'*œſophage *auſſi loin qu'il le faudroit.*

Mais ſuppoſons de la vraiſemblance à votre motif, métamorphoſons votre algalie flexible en repouſſoir d'arrêtes de M. Petit, qu'en conclurez-vous? Penſez-vous devoir porter cet Inſtrument juſques dans l'eſtomac, & pouſſer les alimens dans ce viſcère, ainſi que dans l'obſervation de Willis (3)? Il n'eſt queſtion dans ce cas-ci que d'y injecter des fluides, il ſuffit pour cet effet d'introduire la cannule au-delà du pharinx : voilà ce que l'expérience vous apprendra ; elle vous apprendra encore, qu'une cannule ſolide rend le Chirurgien le maître de la conduire avec ſûreté, d'abaiſſer & contenir, quand il le faut, la baſe de la langue, & de ne point agacer, ni irriter ces parties ſi ſenſibles ; voilà les avantages de la cannule œſophagienne, qui oppoſe les plus heureux ſuccès aux nuiſibles tentatives de

(3) Un jeune homme, qui depuis long-tems rejettoit tous les alimens qu'il prenoit, eût recours à Willis qui lui conſeilla d'introduire dans l'œſophage, auſſitôt qu'il auroit pris des alimens, une tige de baleine armée d'une éponge, de pouſſer ainſi les alimens dans l'eſtomac, en forçant par ce moyen, l'obſtacle qu'il ſoupçonnoit à l'orifice de ce viſcère. Il y avoit ſeize ans que le malade ſe ſervoit avec ſuccès de cet expédient, lorſque Willis écrivoit cette obſervation. *Pharma : ration : de vomitione.*

votre algalie flexible, métamorphosée en repoussoir d'arrêtes.

Que vous soyez persuadé de tous les prétendus avantages que vous attribuez à cet Instrument, cela peut-être ; mais prétendre les prouver par le rapport ou l'analogie d'un porreau, d'une bougie, d'une tige de baleine à une algalie flexible, & cela à propos d'une seringue à injection ; par exemple, je vous donne à vous deviner ; voici votre texte : *tous les moyens accrédités pour les corps étrangers dans l'œsophage*, *en donnent la preuve*, *tels sont la tige de baleine*, *la bougie*, *le fil de fer*, *le porreau*, *&c.* Il n'est pas donné à tout le monde d'être clair ; mais quand on lit devant une Académie, il faut au moins y lire du Français ; & pour cela, il auroit fallu dire : *Tous les moyens accrédités pour débarrasser l'œsophage des corps étrangers qui y sont engagés*, *en donnent la preuve*, *&c.*

D'ailleurs je ne doute point que vous ne

ne ſoyez très-inſtruit, comme vous l'aſſûrez *p. 15*; mais avant de s'ériger en Critique dans une Science, il faut au moins en ſçavoir l'alphabet, c'eſt-à dire les termes; apprenez donc, que ſonde, algalie & cannule forment trois eſpèces d'inſtrumens, qu'il ne faut pas confondre ainſi que vous le faites. En remontant à votre *ſource*, vous auriez dû vous appercevoir que M. de *Garengeot* en fait trois articles à part. Comme la confuſion des termes jette du louche dans les Sciences, je penſe que M. de *Garengeot* a raiſon, *& que vous vous expoſez au juſte reproche d'avoir ignoré les choſes les plus connues.*

La tranſition de vos cannules au commerce littéraire de Nuremberg eſt auſſi ingénieuſe que vos preuves; voyons ſi dans le fait vous êtes plus heureux : vous reprochez à ces Sçavans d'avoir altéré le texte de M. le Dran, parce que, ditesvous, *ils attribuent à M. le Dran l'invention d'un inſtrument en forme d'entonnoir & garni d'un tuyau flexible, pour faire prendre du bouillon & éviter la toux à ceux qui ont des plaies à la gorge.* Pour preuve de l'exactitude de votre traduction, vous continuez : *il est important de rapporter ici leurs propres termes : Instrumentum peculiare ad infundibuli formam cum tubo flexili paratum, pro infundendis jusculis & tussi præcavenda inter vulnera gutturis adhibendum, proposuit Dom. le Dran, Obs. XII.*

Mais avez-vous bien saisi le sens de ce latin? Allons, Monsieur, ne rougissons pas, faisons la construction de la phrase : *Dominus le Dran, Obs. XII. proposuit peculiare instrumentum :* traduisons, *M. le Dran dans sa douzième observation a fait mention d'un certain instrument :* vous ne trouverez dans aucun Dictionnaire que *proponere* signifie *inventer*, ni *peculiaris nouveau :* on dit *proponere venæ sectionem, conseiller* ou *ordonner la saignée*, & non pas l'inventer.

Qu'annoncent ces Auteurs? Ils publient que *M. le Dran fit usage d'un certain ins-*

trument, &c. .... Que dit l'Observation de M. le Dran? Elle rapporte qu'*il essaya de faire couler du bouillon à l'aide d'un certain instrument, &c.*..... où est donc fondé le reproche, tant en note qu'en texte fait à ces Sçavans. Vous étiez pourtant deux pour imaginer cette réflexion!

Mais continuons : *paratum ad formam infundibuli :* vous avez voulu exprimer, sans doute, *construit ou fait en forme d'entonnoir* : c'est une mauvaise diction ou plutôt un barbarisme ; parce que le participe adjectif *paratum* ne régit que des qualités ou ne désigne que des actions, qui ne peuvent être attribuées qu'à une personne. Quand on fait parler à des Sçavans leur langue, il ne faut pas la défigurer ; ils auroient dit tout simplement *infundibuli-forme*, & vous auriez dû au moins les copier.... *Cum tubo flexili* ; avec un tube fléxible : *pro infundendis jusculis & tussi præcavenda :* pour faire prendre du bouillon & éviter la toux ; *adhibendum inter vulnera gutturis : en l'introduisant entre les plaies de la gorge.* Vous auriez dû nous enseigner, Monsieur, par quelle règle du rudiment vous traduisez *adhibendum inter vulnera gutturis*, à ceux qui ont des plaies à la gorge.

Que ce soit vous tout seul qui ayez imaginé cet élégant latin, cela est possible ; mais de l'attribuer à des Sçavans, cela n'est pas vraisemblable ; aussi s'expriment-ils ainsi :

TEXTE ORIGINAL DE COMMERCE LITTÈRAIRE DE NUREMBERG. Année 1732, Hebd. 1e. p. 7.

Dom : le Dran, pag. 4. Obs. XII. *In vulneribus gutturis, ubi epiglottis officio fungi nequit, commendatur peculiare instrumentum infundibuli forme cum tubo flexili, pro infundendis jusculis & tussi præcavendâ. Magis vero adhuc clysmata nutrientia. page 109.*

Il faut avouer que votre texte s'est bien altéré en chemin, & que l'Auteur de cet excellent Latin est un Maître de l'Art : désigner la route par la plaie, tandis qu'il ne faut s'occuper qu'à réunir ! Est-elle praticable ? *O altitudo.*

C'eſt donc-là le produit de *cette lecture* (p. 20) *attentive & réfléchie qui a ſervi à vous faire voir avec combien peu de ſoin & d'exactitude on fait communément les extraits des livres.* Eh bien, Monſieur, pièces en main, il faut être équitable.

Mais le texte rétabli, les Auteurs du Commerce Littèraire de Nuremberg, ſont-ils encore dans le cas de ce reproche ? Oui, Monſieur, parce qu'ils auroient dû faire mention du ſuccès de cet inſtrument, c'eſt-à-dire que cet Eſſai, au jugement même de M. le Dran, coûta la vie au malade ou contribua beaucoup à la lui faire perdre ; c'eſt-à-dire, qu'il ne faut point s'en ſervir, ainſi qu'il le conſeille dans ſa réflexion ; voilà ce que c'eſt que de lire une obſervation toute entière (4).

Vous nous aſſurez poſitivement, Mon-

---

(4) On pourroit leur reprocher encore un défaut d'exactitude dans l'enoncé *cum tubo flexili* : parceque M. le Dran dit poſitivement : *dont le bout eſt ployant ;* ce qui ne ſuppoſe aucune addition.

ſieur, avoir lû dans M. de *Garengeot*, que le modèle de l'inſtrument de M. *Petit* ſe trouve dans l'Arſenal de *Scultet*, tandis que ces (5) deux Inſtrumens ne ſe reſſemblent en rien ; ſeroit-ce parce que cet Auteur s'exprime ainſi (6) : » comme je n'ai point parlé du repouſ- » ſoir d'arrêtes (de M. Petit) dans la deſ- » cription qui ſuit mes opérations, l'Au- » teur du précieux cahier n'a pû me co- » pier ; mais la page 31 de la nouvelle » traduction de *Scultet* lui a ſervi de mo- » dèle : ainſi la courte explication & la » figure étant très-défectueuſe, tirez la » conſéquence. (*Judica te ipſum*).

C'eſt d'après ces recherches & cette lecture réfléchie, que vous jugez l'inſtrument indiqué dans M. de Garengeot, être

---

(5) Comme vous auriez dû le voir dans la troiſième planche que M. de la Faye a fait ajoûter à la ſuite du traité des opérations de Dionis, que ce célèbre Chirurgien a ſi ſçavamment commenté.

(6) Le traité des inſtrumens de M. Garengeot, 7°. I. p. 351.

le même que celui dont se servit M. le Dran dans sa XIIe Obs. Tout le monde n'a pas votre pénétration, aussi ne suis-je pas convaincu de votre découverte, & en attendant les motifs qui vous ont déterminés, & que vous vous êtes certainement réservés, je me tiens à penser & à dire avec vous qu'*à la description donnée par M. le Dran, il est très-difficile de reconnoître le repoussoir d'arrêtes de M. Petit,* parce que l'instrument de M. le Dran est une espèce d'entonnoir, & que cette configuration est nécessaire pour lui attribuer raisonnablement l'usage dont il est question ; celui de M. Petit, comme vous le jugez très-bien, n'a *rien qui ressemble à cette dénomination :* aussi l'un s'appelle-t-il *repoussoir d'arrêtes*, & l'autre *entonnoir ;* celui-ci n'a que le bout de ployant ; l'autre, a les deux extrêmités solides & le corps flexible ; M. *le Dran* ne parle ni d'addition ni de préparation dans l'usage de son entonnoir, au lieu qu'à l'inſtrument de M. *Petit* il faut d'abord ôter l'éponge, l'introduire bien avant dans l'œſophage, retirer enſuite le manche & la tige; cela fait, comment imaginez-vous pouvoir verſer ſûrement du liquide dans cette cannule dont l'orifice a ſi peu de diamètre ? Vous m'accorderez que cette façon de boire n'eſt pas commode, & qu'elle ne peut avoir lieu ſans cauſer des efforts au patient, qui feront verſer le liquide, lequel coulera dans le larynx; inconvénient eſſentiel à prévenir. Pour y parer, ajouterez-vous à cette cannule un entonnoir ?

Le ſilence de M. *le Dran* ſur tout cet appareil, la ſimplicité apparente de l'inſtrument & de l'opération de notre Obſervateur, les différences dont j'ai fait mention, ne concluent point à l'avantage de votre prétendue découverte. Où trouvez-vous donc le rapport de ces deux inſtrumens ? L'enviſagez-vous par les épithètes de ployant & de fléxible ? Mais elles ne caractériſent rien. Une cannule de plomb eſt ployante , ainſi qu'une de cuir , de corne , une bougie creuſe , &c. Avouez donc que vous avez parcouru légérement ces paſſages , & jugé tout auſſi légérement.

Mais en vertu de quel principe avez-vous conçu la poſſibilité de procurer la déglutition ſans une impulſion qui franchiſſe la réſiſtance des parois de l'œſophage & de l'orifice de l'eſtomac? Avez-vous imaginé que le poids de la frèle colonne du liquide ſeroit ſuffiſant? Sans m'étayer de la phyſiologie , l'expérience décidera par le mauvais ſuccès de M. le Dran ; il a donc eu tort d'avoir tenté ce moyen, qui ne devoit pas réuſſir & qui n'a pas réuſſi ; mais il fut induit à ces eſſais par cette fauſſe idée : *que ſon entonnoir placé conduiroit le bouillon , ſans qu'on eut la peine de l'avaler :* auſſi le bouillon remonta-t-il, auſſi reconnoiſſant ſon erreur , conſeille-t-il de ne s'en point ſervir.

Nous ne pouvons non-plus excuſer le

motif (7), qui a déterminé M. de Garengeot à étendre l'uſage de l'inſtrument de M. *Petit*, en le conſeillant pour conduire le bouillon dans l'eſtomac ; puiſque pour cet effet, ſa conſtruction oblige de le porter bien avant dans l'œſophage, & qu'outre pluſieurs inconvéniens, un pareil procédé, ainſi qu'il le dit, excite au malade des douleurs & des efforts, qui ſuſciteront un obſtacle inſurmontable à la déglutition.

Vous replierez-vous ſur le Mémoire de M. Hévin, conſultons cet habile Académicien dans ſon propre ouvrage ; il dit, *Mém. de l'Acad. Royale de Chir.* TOME *1. p.* 491.

» Malgré le ſuccès avec lequel Fabrice
» de Hilden, & la plûpart des Praticiens
» qui l'ont ſuivi, ſe ſervoient de cet inſ-
» trument, (celui de Rif corrigé par Fa-
» brice) ſoit pour retirer les corps étran-
» gers qui n'engageoient qu'une partie de

(7) Il dédia ſon Traité des Inſtrumens à M. Petit.

» l'œsophage, soit pour enfoncer dans
» l'estomac ceux qui bouchoient tout-à-
» fait ce canal; il restoit néanmoins tou-
» jours à cet instrument le défaut d'être
» d'une matière infléxible, & de ne pou-
» voir point, par cette raison, servir lors-
» que les corps sont arrêtés dans la par-
» tie inférieure de l'œsophage. Cette im-
» perfection a engagé M. *Petit* à inven-
» ter un autre instrument qui peut servir
» dans tous les cas, &c. Il en fait ensuite
la description.

Il suit très-certainement de là que tout l'avantage du repoussoir d'arrêtes, & mieux encore de la baleine, ne consiste qu'à pouvoir être porté dans la partie inférieure de l'œsophage; mais dans ce cas-ci en est-il besoin? L'expérience vous dit que non; y croirez-vous?

Ce Mémoire, étayé de l'expérience, n'est qu'un tissu d'observations, sur lesquelles le sçavant Auteur établit ses principes, & ne juge de la bonté des moyens curatifs que par leurs succès raisonnés: la bougie, la cannule de *Fabrice*, la baleine de *Willis*, &c. &c. ont été des moyens proposés & jugés par les faits. L'instrument de M. *Petit* est seul isolé d'observations; inventé près de trente ans avant ce Mémoire, est-il à présumer qu'il n'en eût été fait aucun essai pendant ce long intervalle? Son Auteur étoit trop recommandable pour le croire. Ses mauvais succès auroient-ils par respect imposé silence aux Observateurs? Par respect pour votre expérience vous auriez dû faire de même.

Ne serions-nous pas fondés, d'après vos remarques, à conclure que l'Art manquoit d'instrumens propres à procurer la déglutition artificielle; que M. de Bauve est le premier qui ait imaginé de se servir pour cet effet de seringue; qu'il a eu tort malgré les succès de sa cannule de n'avoir pas préféré le repoussoir d'arrêtes qui n'en a point eu dans les cas même de corps étrangers arrêtés dans l'œsophage?

Nous ne pensons cependant point que

ce ſoit-là les prétentions de M. de Bauve. Il a imaginé une cannule qui rend la déglutition artificielle (preſqu'ignorée) facile & à l'abri de tout inconvénient. Il en étend l'uſage : couronné du plus heureux ſuccès, il en rend publics les avantages; voilà ſon travail. De ce que deux ou trois Auteurs ont rapporté avoir été aſſez heureux pour injecter avec ſuccès des alimens & des médicamens dans l'eſtomac avec des inſtrumens peu propres à cet effet, cela doit-il anéantir le mérite de cette invention comparée à ſon utilité ? De ce quo les catheters ſont depuis long-tems connus (8), cela diminue-t-il la reconnoiſſance que nous devons à M. Petit de les avoir ſi utilement perfectionnés ? La cannule de Fabrice de Hilden, quoiqu'inventée par Rif, ne conſerve-t-elle pas plus d'honneur à Fabrice qu'à l'Inventeur ? Les corrections

(8) Les Grecs en avoient de deux eſpèces, un en ſiphon, & l'autre ſolide ; celui-ci ſe nommoit *melotris*, & ne ſervoit que pour ſonder, c'eſt-à-dire, pour s'aſſurer de l'exiſtence du calcul dans la veſſie.

si nécessaires au succès prévalent certainement sur l'honneur de l'invention, l'occasion donne naissance à celle-ci, tandis que l'autre dépend du talent & du sçavoir.

La déglutition artificielle n'étoit point connue des anciens, puisqu'ils n'en ont point fait mention ; *Celse*, *Abenzcar*, *Oribaze*, &c. n'indiquent dans les difficultés d'avaler, que des lavemens nourrissans. Jérôme Capivaccius est le premier à qui on attribue l'invention d'une cannule qu'il imagina pour cet effet, & qu'il adaptoit à la seringue de Fabrice de Hilden. Mais elle eut peu de succès.

Rivière jugea nécessaire de rapporter, comme un fait intéressant & peu connu, le succès qu'il eût de tenter l'usage du catheter adapté à une seringue pour injecter du bouillon & des médicamens à un malade, qui par une esquinancie, ne pouvoit absolument rien avaler. Il sauva par ce moyen la vie à son malade, Obs. 72. Cent. 3.

Mais ces Essais épars sont-ils suffisans, pour annoncer que cette opération est vulgaire & très-connue ? Cette illustre Assemblée de Sçavans, l'Académie Royale des Sciences nous fournira la preuve du contraire : puisqu'en 1716, M. Littre ne mit en usage que les lavemens nourrissans dans un cas de difficulté d'avaler. Convaincu de la futilité de ce moyen, il proposa une autre voie, celle du nez ; mais les inconvéniens de cette route & les effets funestes que produisirent les tentatives, firent abandonner cette voie. M. Lémery, tendit en 1717 à prouver que les bouillons pris en lavement pourroient procurer une bonne nutrition : M. Bouvard rapporte comme un phœnomène dans les Mémoires de 1744, qu'une femme qui ne pouvoit avaler depuis deux mois avoit vécu pendant tout ce tems, à l'aide de lavemens nourrissans mêlés de vin d'Espagne, &c. L'Académie de Chirurgie est dans un parfait silence sur cette matière. Sur quelle preuve donc votre Anonyme peut-il s'autoriser à dire que la déglutition artificielle, proposée par M. de Bauve, eſt une opération des plus connues & des plus vulgaires ? Seroit-ce ſur l'obſervation verbale de M. Berdolin ? Mais M. Berdolin a-t-il oublié que ſes tentatives furent infructueuſes, & que la malade mourut ? Seroit-ce ſur le témoignage de M. Récolin ? Nous allons en juger : votre Anonyme, ſon Protecteur, nous aſſure, *que depuis long-tems*, ce Chirurgien *avoit fait des corrections néceſſaires à un inſtrument employé à cet uſage :* & ce célèbre M. *Récolin*, dans un cas très-urgent, celui même de M. de Mond***, ne ſe reſſouvient ni de cet inſtrument, ni des corrections qu'il y a faites. Comment avec tant de talens & de ſçavoir, ne lui eſt-il pas même venu à l'idée d'indiquer l'algalie de M. Berdolin ? Ou plutôt comment ce M. Récolin a-t-il déja oublié que ce malade attaqué d'une paralyſie ſur les muſcles deſtinés à la déglutition étoit réduit depuis dix-huit jours aux bouillons pris en lavemens pour toute nourriture, que ces lavemens nourriſſans ne ſéjour-

nant

nant plus dans les inteſtins, les forces s'abbatirent, la maladie s'aggrava, & le malade fut à toute extrêmité : que dans cet état, & pour dernière reſſource, les Médecins Conſultans (1) propoſèrent l'uſage de l'Inſtrument de M. de Bauve. M. Récolin a-t-il encore oublié qu'il fut placé dès le commencement de la maladie, & payé pour donner nuit & jour ſes ſoins à M. de Mond*** ? A-t-il oublié que loin d'indiquer aucun moyen, il remettoit de jour en jour d'appeller ſon Confrère ? A-t-il oublié qu'après les eſſais heureux de cet inſtrument, il en fit faire un, lequel ne fut achevé que le troiſième jour ? Eſt-ce là avoir recours, comme l'aſſure l'Anonyme, aux talens ſupérieurs de M. Récolin, Aggrégé par charge un Collége Royal de Chirurgie ? Cet Aggrégé croit-il par la calomnie la plus noire, la jalouſie la plus baſſe, faire ou-

(1) MM. De Vernage, Bouvard & Portier.

blier les succès qu'eut M. de Bauve ? Le malade ne dût-il pas la vie à cet instrument salutaire, & la famille la jouissance d'une tête si chère ? Comment enfin ce M. Récolin a-t-il osé, sans craindre le blâme le plus odieux, rappeller un pareil fait ?

---

*RÉPONSE A M. CAR****

J'IGNORE ce qui peut vous intéresser touchant la maladie de M. de Mond***. Voici néanmoins ce que j'en sçais. M. de Mond*** eut une attaque d'apoplexie dans le mois d'Avril, qui fut suivie d'une paralysie à la gorge; il fut dix-huit jours sans pouvoir rien avaler, presque mourant de faim : un des Médecins Consultants proposa l'Instrument de M. de Bauve. On chargea le sieur Récolin, qui y restoit jour & nuit, d'appeller son Confrère. Ce ne fut cependant que le deux ou le troisième jour qu'un des Médecins Consultans y alla, fit essayer sur lui-même cet Instrument, & jugea par cet essai de l'avantage qu'en pourroit retirer son malade; il invita alors M. de Bauve à venir faire la même opération à M. de Mond***, lequel avant la premiere tentative écrivit le peu de confiance qu'il avoit dans cet Instrument. On lui injecta dans l'estomac des bouillons, &c. avec tout le succès qu'on pouvoit espérer. Deux jours & demi après, je ne vis plus M. de Bauve, mais M. Récolin continua, avec un même Instrument ce qu'on avoit si heureusement

Seroit-ce ainsi que l'on feroit les rapports à l'Académie Royale de Chirurgie ? Seroit-ce d'après vos remarques, Monsieur, qu'elle auroit assis son Jugement ? Seroit-ce là les motifs raisonnés qui l'ont déterminé à ne pas publier la prétendue inven-

---

commencé, jusqu'à ce que les organes fussent en état d'agir. J'ignorois les petites manœuvres du sieur Récolin, je ne m'en serois pas même douté. Mais j'ai appris que jaloux du succès de son Confrère, il avoit fait fabriquer fort à la hâte le même Instrument chez M. Duguay, Orfévre de M. de Bauve, qu'il ne put se le procurer que le troisième jour. Je joins ici la réponse que me fit M. Duguay dans le tems.

LETTRE

De M. Duguay, Orfévre, &c.

Monsieur,

On ne vous a pas trompé, j'ai fait l'Instrument de M de Bauve, & j'en ai fait un à M. Récolin, il y a environ deux mois. J'ai l'honneur, &c.

DUGUAY.

Ce 30 Juin 1768.

tion de M. de Bauve ? C'eſt envain que votre Anonyme voudroit nous le perſuader ; cette Compagnie eſt trop éclairée pour en donner ſeulement le ſoupçon, & trop ſage pour faire attention à un Libelle de cette indécence.

Il *eſt des ſecrets*, dit votre Anonyme, qui *doivent reſter enſevelis dans le ſein des Compagnies, & qu'elles ſeules ont le droit de révéler* : rien de plus certain ; mais celui-ci eſt-il du nombre ? On a éludé le Jugement de cette Compagnie ſur l'affaire de M. de Bauve, voilà ce ſecret : l'Anonyme veut qu'elle ait été jugée, en voilà la cauſe. Et de ce que M. de Bauve rend publics les ſuccès & l'utilité de ſon travail, l'Auteur de ce Libelle décide qu'il manque à l'Académie, cela n'eſt-il pas ridicule ?

D'après *cet expoſé*, le Public *appréciera le mérite* de vos remarques. Je finirai par vous faire obſerver que la difficulté de la ſolide inſtruction ne dépend point, ainſi que vous le dites, de la tranſpoſition des faits d'un lieu à un autre ; mais de l'altération de ces mêmes faits, & du mauvais emploi de bonnes obſervations. Je me flatte que vous ne déſaprouverez pas, Monſieur, que mes foibles recherches rétabliſſent les textes falcifiés, & les conſéquences que l'on doit naturellement déduire de ces obſervations ; que je rende enfin à M. de Bauve la juſtice qu'il mérite.

Je ſuis, &c.

De Gr ce 2 Septembre 1768.

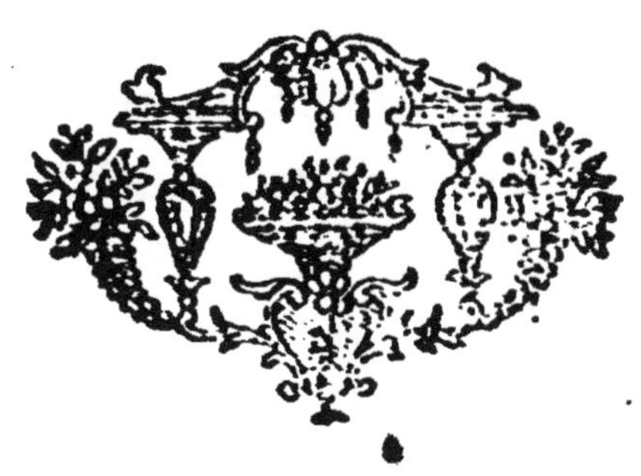

EXPLICATION

DE LA PLANCHE ci-jointe.

L'INSTRUMENT appellé *Œsophagien*, *fig.* I, est composé d'une Cannule nommée *Œsophagienne*, *fig.* II; d'une Canonière A; d'un Poussoir, ou Pièce à Pouce B; d'un Ressort à Boudin C; & d'un Mandrin d'argent situé en place dans la Cannule, fig. I. PP.

La Cannule, *fig.* 2, de douze pouces de longueur, d'abord droite, décrit ensuite une courbe douce de trois pouces six lignes de A en B. Cette courbe en B, termine la partie antérieure de ce canal (de deux à trois lignes de diamètre) par une légére éminence ou olive, au bas de laquelle sont pratiqués parallèlement deux yeux ou ouvertures CC. Sa partie postérieure DD, de cinq lignes de diamètre, est terminée par une vis au haut de

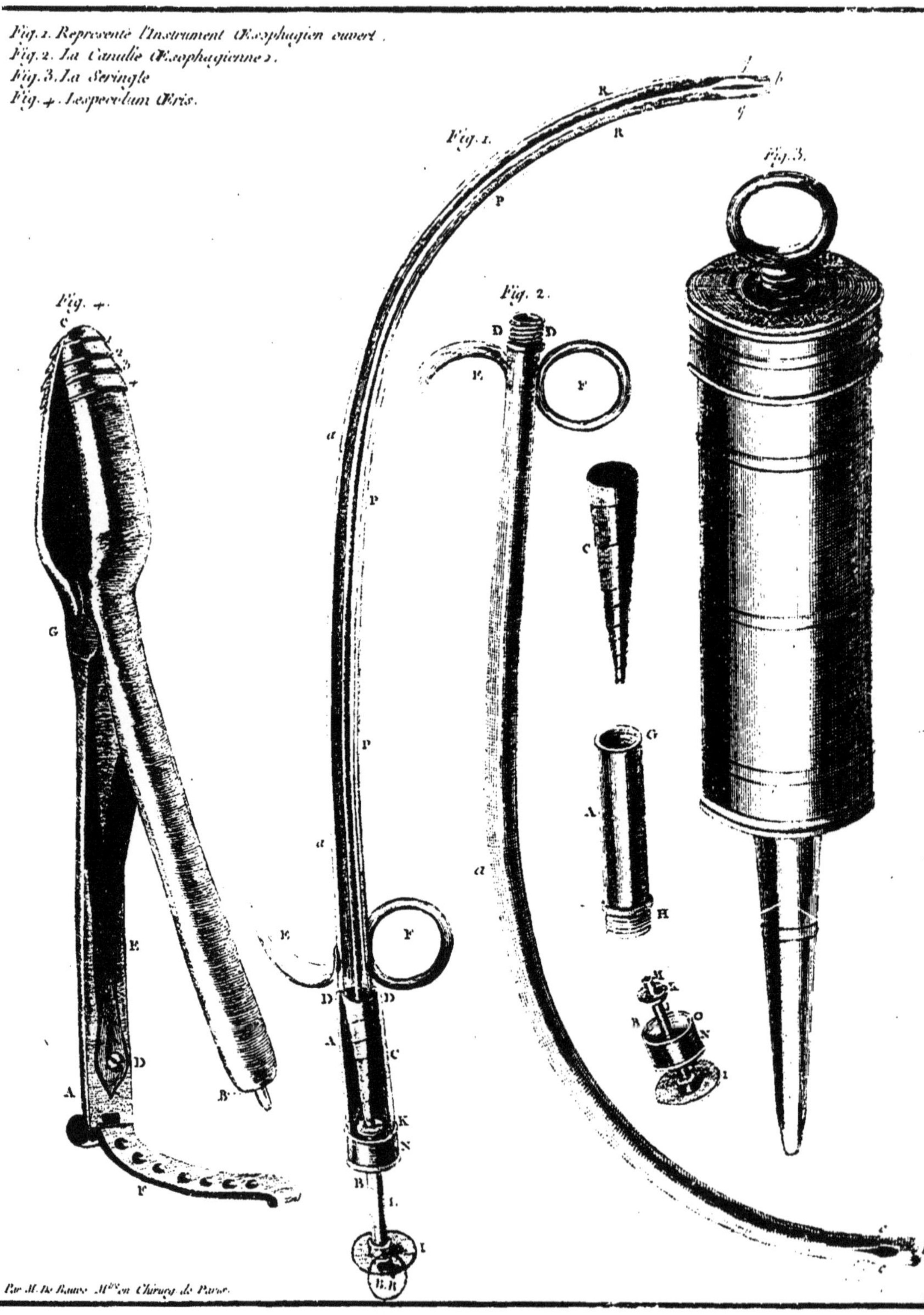
Fig. 1. Represente l'Instrument Œsophagien ouvert.
Fig. 2. La Canulle Œsophagienne.
Fig. 3. La Seringle
Fig. 4. Le speculum Oris.
Fig. 1.
Fig. 2.
Fig. 3.
Fig. 4.
Par M. De Baux M.tre en Chirurg. de Paris.

laquelle ſont ſoudés parallèlement une anſe E en-deſſus, & un anneau F en-deſſous.

La Canonière A, eſt un cylindre de vingt-une lignes de longueur, dont le diamètre de l'extrêmité antérieure eſt diminué par l'épaiſſeur de la paroi, ſeulement de la longueur de l'écrou G, qui y eſt pratiqué pour recevoir la vis D de la Cannule, ce qui forme intérieurement & à la baſe de cet écrou un rebord ſaillant d'environ une ligne ; à l'extrêmité oppoſée, & extérieurement eſt une vis H, au moyen de laquelle ce cylindre & ſon *operculum* ſe montent.

Le Pouſſoir, ou Pièce à Pouce B, eſt compoſé d'une tige & de deux platines. Cette tige, de la longueur de dix lignes entre ces deux platines, ſe viſſe d'une part à la platine J ou externe, & de l'autre excède un peu en M la petite platine K ou interne, laquelle y eſt ſoudée. A l'extrêmité M eſt creuſé dans cette tige un écrou fortifié par la petite platine K, pour y recevoir le mandrin P, à la partie poſtérieure duquel eſt une vis pour cet effet . . . . Entre les deux platines eſt l'*operculum* N, lequel ſe monte à la cannonière par ſon écrou O. La partie qui regarde la grande platine J, eſt fermée par une plaque ſoudée à ce petit cylindre, & percée dans ſon milieu pour donner paſſage à la tige L.

La canonière A, G, H, renferme le reſſort à boudin C, dont le ſommet renverſé eſt appuyé ſur la petite platine K, & arrêté à ſa baſe par le rebord que forme l'écrou de la canonière.

Le mandrin d'argent P P, monté dans la tige du pouſſoir par une vis, forme d'abord l'axe du reſſort, parcourt enſuite l'intérieur de cette cannule, juſqu'en R, où il ſe termine par une pince d'acier à bec de canne Q, laquelle s'étend juſqu'à l'extrêmité B, ſans déborder ce canal. Les mâchoires de cette pince ont la propriété du reſſort tendantes à s'écarter, & ne ſont maintenues jointes que par les parois de la cannule.

De la conſtruction de cet Inſtrument, il réſulte que tout l'effort du reſſort ſe portant ſur la petite platine K, la chaſſe poſtérieurement, fait ſaillir la tige L en dehors, & entraîne avec elle, ainſi que la pince, le mandrin qui y eſt adhérent tel que dans la *figure* I, qui repréſente l'Inſtrument en repos. Si l'on vient à comprimer le reſſort par le moyen de la pièce à pouce, on fera ſortir la pince hors de la cannule de la longueur, à volonté, de la tige ſaillante de la pièce à pouce; & par la réaction du reſſort, la pince ſera retirée dans la cannule en même-tems que la pièce à pouce ſera chaſſée en dehors.

L'uſage de cette pince eſt de ſervir à extraire les corps étrangers engagés dans l'œſophage : pour cet effet on l'introduit à la faveur de la cannule; arrivé au corps étranger, on comprime le reſſort & la pince poussée en dehors, entr'ouvre ses mâchoires avec lesquelles on saisit le corps étranger, en avançant légérement la cannule en même-tems qu'on abandonne le ressort. La tige du poussoir instruit alors par son plus ou moins de saillie, celui qui opére, si le corps étranger est engagé dans la pince; parce que dans cet état, les mâchoires ne pouvant plus se joindre, empêchent la pince de remonter dans la cannule, ce qui diminue, à proportion, la longueur de la tige de la pièce à pouce. Alors toute la force du ressort étant employée à maintenir dans cette pince le corps qui y est engagé, on en fait l'extraction, en retirant l'instrument.

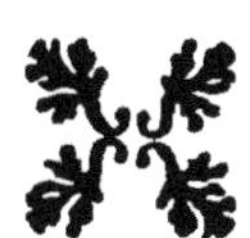

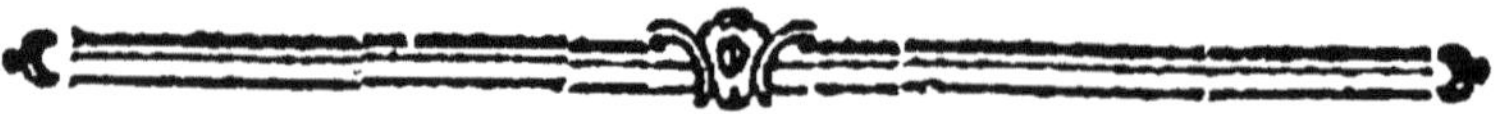

CANNULE ŒSOPHAGIENNE.

LA Cannule démontée, telle qu'elle eſt repréſentée par la *figure* II, ſert à conduire dans l'eſtomac des médicamens & des alimens liquides, même d'une certaine conſiſtance, tels que des crêmes de ris, d'orge, &c. &c.

Pour cet effet la cannule ſoutenue ſur les trois doigts de la main droite, l'*index* dans ſon anneau, le pouce dans l'anſe, on conduit le long de la baſe de la langue ſon extrémité antérieure, laquelle en abaiſſant l'epiglotte eſt portée vers la partie poſtérieure & inférieure du pharynx, & de-là dans l'œſophage. Enſuite on élève un peu ſon pavillon en appuyant ſur la langue ; un aide y adapte la ſeringue, *fig.* III, remplie du liquide que l'on veut faire paſſer dans l'eſtomac, & l'y injecte en pouſſant le piſton.

La circonférence (1) de quatorze lignes à l'extrémité antérieure de cette cannule, la met à l'abri de pouvoir être introduite dans le larinx; sa courbure déterminée, selon le local, en facilite l'introduction; & sa solidité rend celui qui opére le maître de la conduire avec sûreté & à volonté.

Il est très-fréquens de trouver de ces cas où la déglutition est très-difficile ou totalement détruite, tels que dans la paralysie des muscles destinés à cet organe, dans l'esquinancie, dans l'apopléxie, dans les convulsions, dans les plaies de la gorge, & particulièrement dans les maladies des enfans, &c. Combien de fois un émétique placé à propos dans ces cas urgents, où le foyer est dans l'estomac, tireroit les malades des bras de la mort, si l'impossibilité d'avaler ne les faisoit abandonner & ne les privoit des secours qu'offre l'Art

(1) Il y a des cas qui exigent un moindre diamètre.

de guérir? Quel ſpectacle plus touchant & plus affreux que ces malades attaqués de paralyſie ſur les muſcles deſtinés à la déglutition, qui ſains d'ailleurs & dévorés par la faim, la ſoif & l'inſomnie, ne peuvent ſatisfaire à ces beſoins, & attendent avec impatience le terme de leur douleur !

Tels ſont les motifs qui m'ont déterminé à imaginer un Inſtrument propre à faire paſſer les alimens & les médicamens liquides dans l'eſtomac, ſans le ſecours des muſcles deſtinés à la déglutition. Par ce moyen l'homme qui par état s'occupe à guérir, n'aura plus le chagrin de rencontrer ces obſtacles invincibles, à faire uſage des moyens curatifs que lui offre ſon Art, & ces malades ne ſeront plus privés des ſecours que requiert leur ſituation.

Etayé de l'Académie Royale des Sciences, qui n'a pas dédaigné d'inſtruire le public, par ſes Mémoires, d'un moyen d'enlever au ſenné ſon goût déſagréable ſans en altérer la vertu ; je me crois fondé non-ſeulement à propoſer l'uſage de mon Inſtrument dans ces cas où la répugnance de certains médicamens formeroit un obſtacle qui priveroit le malade d'un moyen curatif, mais encore pour faire paſſer dans l'eſtomac toute ſorte de médicamens liquides qui répugnent preſque généralement aux malades, & leur ſauver par ce moyen la ſenſation déſagréable qu'ils laiſſent ; parce que le goût, ce ſens ſi exquis, ne réſide que dans la bouche & l'arrière-bouche ; ces médicamens ne frappant point ces parties, ne peuvent y laiſſer leur ſaveur déſagréable.

Tels ſont les avantages de mon Inſtrument ; je le rends public, parce que l'expérience en a conſtaté l'utilité par des ſuccès réitérés (1).

---

(1) Je ne rapporterai pas d'autres lettres qui m'ont été adreſſé en remerciement des bons ſuccès de mon Inſtrument Œſophagien ; je me contenterai ſeulement de rapporter celle de M. Le Blanc, Maître en Chirurgie à Orléans, dont la réputation eſt connue par les ouvrages qu'il a donné au Public, leſquels font honneur à l'Auteur.

On vous a dit vrai, Monſieur & cher Confrère, lorſ-

DESCRIPTION

DU SPECULUM ORIS.

CET instrument est composé, de deux grandes pièces A & B, longue de huit pouces de C en A. B.

2°. D'un ressort. C. attaché par un

---

qu'on vous a rapporté que je m'étois servi, avec succès, de votre Instrument, pour faire passer un verre d'eau émétisée dans l'estomac d'un malade, qui ne pouvoit avaler. Voici le fait.

Un homme âgé de quarante ans, attaqué d'une esquinancie considérable, pour laquelle il avoit été saigné quatre fois du bras & une fois du pied, se trouva, le le sixième jour de sa maladie, dans un état à ne pouvoit ni parler, ni avaler. Il y avoit douze heures qu'il n'avoit pû rien faire passer. Je soupçonnois un abscès; mais la difficulté de porter avec sûreté, le Pharaingotôme précisément sur le lieu abscédé, pour en faire sortir le pus, nous fit prendre le parti, son Médecin & moi, de lui de ſes bouts vers l'extrêmité de la branche A. & libre par l'autre bout vers. G.

---

donner l'émétique. Comme il ne pouvoit rien avaler, la difficulté étoit de le faire paſſer dans l'eſtomac; j'envoyai, chez moi, chercher votre Inſtrument, que j'avois apporté de Paris dès le mois de Juillet dernier; je l'introduiſis, avec circonſpection dans l'Œſophage, & au moyen d'une ſeringue de poitrine j'injectai dans l'eſtomac, avec facilité, à la faveur de votre cannule Œſophagienne, un verre d'eau tiéde émétiſée. L'émétique fit ſon effet; il prit au malade des envies de vomir, & il rejetta une aſſez grande quantité de pus en s'écriant, qu'il étoit guéri; Je lui préſentai un verre d'eau tiéde, qu'il but alors avec facilité. Nous continuâmes de lui faire prendre la doſe d'émétique, & pluſieurs verres d'eau tiéde, ſans le ſecours de la cannule Œſophagienne; ce qui lui procura une évacuation ſuffiſante. Sans votre Inſtrument, je crois que cet homme ſeroit mort; car il étoit ſans pouls, quand je lui ai fait cette opération.

Agréez je vous prie, les ſouhaits de la nouvelle année & les aſſurances du parfait attachement avec lequel je ſuis,

Monſieur & cher Confrère,

Votre très-humble & très-obéiſſant Serviteur,

LE BLANC.

A Orléans, ce 30 Décembre 1768.

3°. D'une lame d'acier, f de deux pouces de long, percée de sept trous, & attachée par une charnière à l'extrémité de la branche A.

4°. D'une vis qui tient le ressort C fixé à la branche A.

Les deux grandes pièces A. B. sont réunies en G, par une charnière qui peut servir de point de division pour les distinguer en partie antérieure & postérieure.

La partie antérieure a deux pouces six lignes de G en C. Elle ressemble à peu-près à un bec émoussé, qui d'abord est convexe ensuite s'applatit vers son extrémité C, pour en faciliter l'introduction; on a fait à cette partie quatre dentelures transverses 1. 2. 3. 4. pour empêcher que l'Instrument ne glisse & n'échappe quand on opére.

Les deux parties qui composent ce bec, quoique réunies en C, s'écartent vers la charnière G, laissent une ouverture en forme de triangle isocelle dont la base près de G, a ſix lignes de vuide.

La partie poſtérieure G. A. B. ſe diviſe en deux branches aſſez fortes pour ſoutenir l'effort des deux mains.

Ces branches ſont écartées de dix-huit lignes à leur extrémité A. B. Elles ſont maintenues ouvertes par le reſſort C, qui tient en même-temps le bec fermé.

Pour ouvrir le bec, on rapproche les branches, on les tient fixes à volonté par le moyen de la lame d'acier que l'on accroche par ces trous à une éminence cylindrique, menagée à l'extrémité de la branche B.

USAGE.

CEt Inſtrument ſert à ouvrir & à tenir la bouche ouverte autant qu'il eſt néceſſaire pour en examiner le dedans, y faire des injections, & y pratiquer des opérations.

Ce Speculum Oris a plusieurs avantages sur celui qui est à vis des anciens, & sur les autres inventés jusqu'à ce jour.

1°. Il donne beaucoup de facilité à l'Opérateur, parce que l'écartement ménagé à la base de son bec, s'étend à mesure qu'on l'ouvre, & donne plus d'aisance pour voir dans tout l'intérieur de la bouche, y porter les instrumens, les aliments & les médicaments.

2°. L'effort que l'on fait sur les muscles en ouvrant la bouche, se fait mieux sentir par cet Instrument que par le Speculum Oris à vis, qui agit avec une telle violence, qu'il peut causer des douleurs, des inflammations & même des convulsions, (1) ce qui l'a fait regarder comme pernicieux par les bons Praticiens.

3°. Il donne la liberté d'en débarrasser le malade dans un clin d'œil, en faisant,

(1) Institution de Chirurgie d'Heister, chap. 78.

d'un coup de doigt, tomber la lame d'acier qui tient le bec de l'instrument ouvert, ce que l'on ne sçauroit faire promptement avec la vis.

APPROBATION.

J'AI lû par ordre de Monseigneur le Chancelier, la Réponse de M. de Bauve, Maître en Chirurgie de Paris, à une Lettre anonyme contre son Instrument Œsophagien, dont j'ai vû un très-bon effet, dans le cas d'une paralysie des muscles qui servent à la déglutition; je n'y ai rien trouvé qui s'opposât à son impression. Ce 16 Avril 1769.

VERNAGE.

LETTRE

A M. ***.

*Professeur d'Anatomie & de Chirurgie, dans l'Université de ***;*

OU

RÉPONSE à une Lettre anonyme insérée dans le Journal de Médecine du mois de Juin, au sujet d'une prétendue invention de M. BAUVE, Maître en Chirurgie de Paris.

MONSIEUR,

VOUS m'aviez fait l'honneur de me demander des éclaircissemens sur une Lettre anonyme insérée dans le Journal de Médecine du mois de Juin, par laquelle on annonce avec emphaſe une prétendue *invention de M. Bauve,* Maître en Chirurgie de Paris, *un inſtrument nouveau, propre à injecter les alimens & les médicamens dans l'œſophage,* lorſqu'une paralyſie ou quelque autre accident ont interrompu le jeu des organes de la déglutition : je m'étois propoſé de faire une réponſe à cette Lettre & à la vôtre, dans le Journal de Médecine du mois de Juillet; je croyois qu'elle pouvoit être utile au public, aux Chirurgiens, à M. Bauve lui-même, en lui fourniſſant les moyens de perfectionner un inſtrument dont il eſt plus empreſſé de s'attribuer l'invention, qu'il n'eſt occupé d'en rectifier l'uſage. L'Auteur du Journal de Médecine, n'avoit pas craint, Monſieur, de publier une Lettre anonyme, dans laquelle on rend compte indiſcrétement des détails d'une maladie qu'il convenoit de taire, & où manquant également aux loix de l'honnêteté & aux ſtatuts de l'Académie Royale de Chirurgie, on s'eſt permis de nommer un malade ſans ſon propre aveu, ſans l'agrément de ſa famille. Mais le Journaliſte devenu réſervé, lorſqu'il étoit néceſſaire d'être vrai, a reſpecté les lauriers de M. Bauve, il a cru qu'on ne pouvoit ſans crime toucher au monument que ſon Journal a conſacré à la gloire d'un prétendu inventeur.

Je ne veux pas, Monſieur, partager ſes torts & le reproche que le public eſt en droit de lui faire : je vous envoie la réponſe à la Lettre anonyme inſérée dans le Journal de Juin, telle que cette réponſe avoit été adreſſée à l'Auteur du Journal. Vous déciderez vous-même qui des deux a raiſon, d'un bon citoyen qui préſente des vues utiles & détruit des ſoupçons injurieux à la bonne foi & à l'impartialité de l'Académie Royale de Chirurgie, ou d'un Journaliſte, qui trop jaloux de l'honneur de ſes feuilles éphémeres, les regarde comme un dépôt ſacré, qu'on doit admirer en ſilence ſans ſe permettre jamais de les contredire : dans le cas présent, semblable, à ces prêtres de l'antiquité qui faisoient parler les Statues, & déroboient aux Peuples la vue de l'imposteur caché dont les oracles abusoient la multitude.

COPIE
D'UNE LETTRE

Adressée à l'Auteur du Journal de Médecine.

TOUTES les parties de la Médecine & de la Chirurgie, me sont presque aussi étrangeres, Monsieur, qu'elles paroissent l'être à l'Auteur de la Lettre anonyme que vous avez insérée dans votre Journal du mois de Juin. Car, on ne peut honnêtement l'attribuer à M. Bauve, & supposer qu'il ait mis en usage un de ces détours usés qu'on emploie mal-adroitement pour faire passer l'éloge de ses talens, de son mérite & de sa modestie, à l'abri d'un panégyriſte & d'un nom ſuppoſé. On ne croira pas, non plus, que M. Portier de la Houſſiniere ait voulu joindre le ſecours & la chaleur de ſon éloquence, au témoignage qu'il vous a rendu des ſuccès de M. Bauve. Deux hommes qui, par état, ſe ſont dévoués au public, n'ignoreroient pas les égards qu'exigent ceux dont les infirmités & la confiance font la fortune de l'homme éclairé qui ſoulage leurs maux : un Médecin de la Faculté de Paris & un Maître en Chirurgie ſçauroient, ſans doute, que le nom d'un malade ne doit jamais être imprimé dans un Journal, ſans avoir obtenu l'agrément du malade, s'il exiſte encore, ou de ſa famille, s'il n'exiſte plus; qu'au moins, en pareil cas, il convient de s'informer de la qualité de la perſonne qu'on oſe nommer, & de ne pas lui donner un titre haſardé, lorſqu'on ne connoît pas le véritable; enfin qu'il eſt des maladies dont la prudence exige qu'on ne caractériſe pas l'eſpéce, & dont les détails peuvent rappeller au convaleſcent, l'impreſſion d'un danger qu'il eſt important de lui laiſſer à jamais ignorer.

Ces conſidérations vous feront, ſans doute, juger avec moi, Monſieur, que l'Auteur de la Lettre anonyme n'a pas été témoin des faits qu'il avance, ainſi qu'il veut nous le perſuader. Les Médecins ſeuls en pareille occaſion, & les parens ont accès auprès du lit d'un malade. La malhonnêteté, j'oſe le dire, & l'étourderie du procédé, prouvent trop que l'anonyme n'eſt pas Médecin : on croira moins encore qu'il eſt le parent ou l'ami de la perſonne qu'il a nommée : à quel titre a-t-il donc pu aſſiſter aux eſſais brillans de M. Bauve? Quelle confiance doit-on accorder à ſon témoignage? Ne peut-on pas avec raiſon ſuſpecter le mérite du protégé, en reconnoiſſant ſur quel fondement le protecteur établit ſes eloges? S'il a été permis à un Auteur ſans aveu d'écrire ſur un fait de Médecine, j'uſe d'un droit moins équivoque : je ſuis homme, & tout ce qui tend au bien des hommes eſt du reſſort de tous les citoyens.

L'Auteur de la Lettre anonyme, non content de manquer à ce qu'il doit à la famille d'un malade & au malade lui-même, attaque directement l'Académie Royale de Chirurgie, la taxe de négligence & veut attacher l'idée d'injuſtice aux motifs raiſonnés qui l'ont déterminée à ne pas publier une prétendue invention de M. Bauve. La juſte confiance qu'a méritée de la part du public l'Académie de Chirurgie, occupée ſans ceſſe à inventer ou à perfectionner tout ce qui peut contribuer au ſoulagement de l'humanité, cette confiance, ſans doute, exige qu'on la juſtifie du reproche mal fondé que l'amour-propre humilié a pu ſuggérer, & que la reconnoiſſance doit détruire.

Les recherches multipliées que M. Hévin avoit faites ſur la maniere d'extraire les corps étrangers arrêtés dans l'œſophage, & les inſtructions qu'il a publiées dans le premier volume des

Mémoires de l'Académie avoient depuis long-tems attiré l'attention ſur cette matiere. Pluſieurs Chirurgiens de province adreſſerent à l'Académie divers projets & des modéles d'inſtrumens dont l'uſage étoit d'extraire, du fond de la gorge, les corps étrangers qui s'y étoient engagés. Le rapport des commiſſaires nommés à l'examen de ces différentes productions ne fut pas favorable aux inventeurs. M. Bauve voulut élever un édifice ſur tous ces débris : il propoſa, pour le même uſage, un tuyau recourbé, comme le ſont tous les inſtrumens deſtinés à cette opération, & dans lequel étoit renfermée une pince à reſſort. Cette pince doit ſaiſir les corps qui ſeroient arrêtés dans l'œſophage, lorſqu'après y avoir été introduite, à l'abri du tuyau courbé, on la détermine à deſcendre hors de celui-ci par la compreſſion d'un reſſort à boudin, dont l'effort tend continuellement à la rappeller en haut. Il réſulte de la conſtruction de l'inſtrument, que, lorſque la pince eſt pouſſée hors de ſon tuyau, ſes mâchoires s'entr'ouvrent, & dans le cas où quelque corps s'y préſente & s'y engage, le volume les empêchant de ſe rejoindre, la pince, ainſi ouverte, ne peut plus obéir à l'action du reſſort qui tend à la faire remonter dans le tuyau. Dans cet état, on retire le tuyau même, & la pince doit rapporter le corps qui ſe trouve engagé entre ſes mâchoires.

Cet inſtrument eſt ſpécieux, mais la ſagacité de l'Académie ne laiſſa pas durer l'illuſion. On reconnut bientôt que l'uſage d'un pareil inſtrument étoit très-dangereux; que rien ne peut indiquer à la main du Chirurgien ſi le corps qui ſe trouve engagé dans les mâchoires de la pince, & qui l'empêche de rentrer dans le tuyau, eſt réellement un corps étranger; ou ſi la paroi de l'œſophage, qui eſt toujours bourſoufflée en pareil cas, n'eſt pas elle-même pincée par les mâchoires de l'inſtrument; que dans cette derniere ſuppoſition, la pince qui ſaiſit & ſerre avec beaucoup de force, emporteroit infailliblement une partie de la paroi lorſqu'on retireroit le tuyau, & que cette lacération pourroit produire une inflammation plus dangereuſe, que ne peut l'être le ſéjour du corps étranger. Il fut donc décidé qu'un pareil inſtrument devoit être rejetté comme capable d'occaſionner de grands accidens ; & l'on conclut, avec M. Hévin, qu'il eſt toujours plus avantageux de repouſſer dans l'eſtomac les corps étrangers, que de les extraire par la voie de la bouche ; à moins qu'ils ne ſoient ſitués au-deſſus du pharinx ; auquel cas les pincettes ordinaires à anneaux, ſuffiſent pour les retirer avec moins d'inconvéniens.

M. Bauve, le carême dernier, a confirmé le jugement de l'Académie par ſa propre expérience. On put lui dire avec raiſon : *Medice, cura teipſum :* une arrête de poiſſon s'étoit engagée dans ſon goſier ; il ſembloit que la nature attentive vouloit lui donner une leçon & un moyen de ſe convaincre. On croit bien qu'il eut recours à ſa pince. Mais les tentatives furent inutiles Il appella à ſon aide les gens de l'art, ses Maîtres : l'instrument de M. Bauve n'eut pas un meilleur succès en des mains plus exercées : on fut forcé d'abandonner l'entreprise ; & l'arrête, après s'être refusée opiniâtrement aux recherches de la pince, prit son parti d'elle-même au bout de quelques jours, & se précipita dans l'estomach, sans que le patient s'en apperçut. Il fut délivré : mais fut-il corrigé? Fut-il convaincu ?

M. Bauve n'ayant pu obtenir, pour son instrument, une approbation que l'Académie ne devoit pas accorder, se replia sur l'usage du tuyau, qu'on pouvoit employer seul & séparé de la pince pour faire avaler les boissons dans les cas de blessures à la gorge, ou toute autre maladie qui gêneroit ou empêcheroit la déglutition. Cette proposition ne pouvoit être rejettée : Mais l'Académie ne vit rien de nouveau & d'inattendu dans cette invention, que d'avoir osé l'annoncer comme une nouveauté. On remontra à M. Bauve, que dans tous les cas pressés, on avoit employé, à pareil usage, les tuyaux des algalies ordinaires, dont on avoit varié le calibre & la courbure selon le besoin & l'exigence. M. Berdolin, membre de l'Académie, fut forcé de rappeller à M. Bauve une anecdote qui détruisoit entiérement les prétentions que celui-ci avoit au titre *d'inventeur*. M. Bauve avoit administré le mercure à une femme, peut-être à trop forte dose : la gorge & toutes les parties de la bouche étoient si gonflées que la malade étoit près de suffoquer, & ne pouvoit avaler aucune des boissons nécessaires pour éteindre l'incendie. Allarmé du mauvais succès, & se défiant à propos de ses lumiéres, M. Bauve appella M. Recolin en consultation. Celui-ci courba le tuyau d'une algalie ordinaire, l'introduisit dans l'œsophage de la malade, & lui injecta les boissons & les médicamens qui lui rendirent la vie & la santé. M. Berdolin apprit donc à M. Bauve, une ressource bien simple que celui-ci ne connoissoit point alors : devoit-on s'attendre à la voir annoncée un jour comme une découverte, l'algalie comme un inſtrument nouveau, & M. Bauve comme un inventeur? Je ne vous parlerai pas, Monſieur, des ſuites que cette conteſtation eut, pour M. Bauve, à l'Académie: il eſt des ſecrets qui doivent reſter enſevelis dans le ſein des compagnies, & qu'elles ſeules ont le droit de révéler.

Mais je ne ſçaurois me diſpenſer de reprendre un anacroniſme que l'Auteur de la Lettre anonyme, le panégyriſte de M. Bauve n'a pu commettre ſans deſſein. Il nous dit, que M. Bauve a *d'abord* imaginé l'inſtrument pour injecter les alimens dans l'eſtomac; & qu'*après* l'avoir déféré au jugement de ſes Confreres, *il y a fait une addition* dont le but eſt d'extraire de l'œſophage les corps étrangers qui peuvent s'y arrêter. L'ordre des faits, comme vous le voyez, Monſieur, ſe trouve ici renverſé. Mais le motif de ce bouleverſement eſt aſſez ſenſible. On veut abſolument que M. Bauve ait *inventé* un inſtrument *pour injecter des alimens ;* & l'on a mis en acceſſoire, pour l'honneur du moment, ce qui, dans le fait, avoit été le principal.

Je me permettrai encore quelques remarques ſur le tuyau propre aux injections, tel que M. Bauve l'emploie. Cet inſtrument, en paſſant par ſes mains, a conſervé, s'il m'eſt permis de le dire, les titres de ſon origine. Semblable à l'algalie, dont-il tient ſon exiſtence, il a deux ouvertures latérales à l'extrémité recourbée qu'on introduit dans l'œſophage. Il paroît que l'idée de M. Bauve a été de conſerver ces iſſues au liquide, dans le cas où l'orifice du bout ſeroit fermé par l'oppoſition de quelques corps étrangers. Mais, bien loin d'être utiles, ces ouvertures latérales peuvent être fort nuiſibles. ſi le canal eſt libre, ſi le jet a la force convenable, le liquide s'écoulera en entier par l'orifice du bout, & les fenêtres ſeront ſuperflues. S'il y a quelque embarras au bout, le liquide, ne pouvant vaincre cet obſtacle, s'échappera par les ouvertures latérales, remontera en en-haut par la force de l'impulsion, & pourra suffoquer le malade en s'introduisant dans le canal de la trachée-artere. La feringue dont M. Bauve se sert est trop petite, & la canulle n'a pas assez de diametre. On est obligé d'injecter en deux fois la dose de liquide nécessaire pour une seule prise. Les crêmes de riz & autres alimens pâteux ne pourroient s'échapper de sa feringue.

M. Bauve n'a fait des injections au malade, dont on a vanté la cure, que pendant deux jours & demi. On eut recours ensuite à M. Recolin, membre de l'Académie Royale de Chirurgie, qui, depuis long-tems, avoit fait toutes les corrections que je viens d'annoncer, à un instrument qu'on avoit employé dans plusieurs occasions. Il continua le traitement du malade pendant quinze jours, en injectant des crêmes de riz, de salep & autres, jusqu'à ce que les forces & la liberté dans les organes se fussent rétablies, & que la nature ayant repris ses fonctions &

ſes droits, eût rendu inutiles les ſecours intermédiaires, que l'art avoit ſuggérés.

Il eſt à deſirer, Monſieur, pour le plus ſûr & plus prompt ſoulagement des malades qui pourroient recourir à M. Bauve, en pareils accidens, qu'il veuille adopter les changemens qui lui ſont indiqués. On doit l'exhorter, pour ſon intérêt perſonnel, à mettre dans ſes propos plus de réſerve & de modeſtie. Les éloges qu'on ſe prodigue à ſoi-même peuvent abuſer les ſots & les ignorans : mais l'homme d'eſprit en eſt révolté : l'homme inſtruit fait tomber le maſque, la honte reſte. Que M. Bauve, oublie donc des prétentions ſi mal fondées, qu'il ſe ſouvienne qu'en renonçant au titre & à la gloire d'inventeur, on doit le croire amplement dédommagé par l'eſpérance & la ſatisfaction de pouvoir devenir plus utile.

J'ai l'honneur d'être, &c.

P. S.

P. S. Nous croyons pouvoir joindre ici les remarques que M. Suë le Jeune, a communiquées à l'Académie Royale de Chirurgie, à la séance qui a suivi celle où M. Bauve a proposé son instrument.

REMARQUES
DE M. SUE LE JEUNE,

Sur la cannule œsophagienne, présentée à l'Académie Royale de Chirurgie par M. Bauve.

D'APRÈS l'idée que j'ai conçue de l'instrument que M. Bauve croit avoir imaginé, à l'imitation de l'algalie de la vessie, pour faire passer par l'œsophage dans l'estomac des médicamens ou du bouillon, lorsque la déglutition ne peut se faire naturellement, j'ai cru que l'Académie me sçauroit gré de lui exposer mes réflexions à ce sujet.

J'ai d'abord pensé qu'une algalie flexible se prêteroit beaucoup mieux aux besoins des malades, & rempliroit plus utilement les vues du Chirurgien, qu'un instrument dont la courbure est déterminée, & que sa roideur & son inflexibilité rendent peu propre à être porté dans l'œsophage aussi loin qu'il le faudroit. Tous les moyens accrédités pour les corps étrangers dans l'œsophage en donnent la preuve ; tels sont la tige de baleine, la bougie, le fil de fer garni d'une balle de blomb à son extrémité, & le porreau même, qui est si peu convenable par la possibilité de le casser dans le canal où il est introduit.

Mais quelque préférence qu'on puisse attribuer à une cannule ou algalie flexible, sur la sonde ou cannule solide de M. Bauve, nous croyons très-fermement, & toutes les personnes instruites croiront avec nous, que quiconque proposeroit sérieusement l'une ou l'autre à la Compagnie, s'exposeroit au juste reproche d'avoir ignoré les choses les plus connues (*a*). En effet les Auteurs du *Commerce littéraire* de Nuremberg dans le rapport des découvertes faites pendant l'année 1732, pour le progrès de l'art de guérir, attribuent à M. le Dran l'invention d'un instrument, en forme d'entonnoir, & garni d'un tuyau flexible pour faire prendre du bouillon, & éviter la toux à ceux qui ont des plaies à la gorge. Il est important de rapporter ici leurs propres termes: *Instrumentum peculiare ad infundibuli formam cum tubo flexili paratum, pro infundendis jusculis & tussi præcavendâ inter vulnera gutturis adhibendum, proposuit Dom. le Dran.* Ils indiquent en même tems la XII des observations de cet Auteur, qui venoit tout récemment d'en publier un Recueil en 2 vol. *in*-12.

(*a*) La crainte de ce reproche n'a pas empêché différens Journaux, de célébrer la prétendue invention de M. Baure, comme une nouveauté. L'autorité d'un homme aussi célèbre que M. Pottier de la Houssiniere a dû abuser le commun des Journalistes : mais devoit-elle séduire un Docteur de la Faculté, l'Auteur du Journal de Médecine? *Note de l'Editeur.*

La nécessité de m'instruire ne m'a pas permis de différer mes recherches dans l'ouvrage indiqué. Une lecture attentive & réfléchie a servi à me faire voir avec combien peu de soin & d'exactitude on fait communément les extraits des livres. Bien loin que M. le Dran se donne pour l'inventeur de l'instrument dont il s'est servi, ainsi que semblent l'annoncer les Auteurs du *Commerce litteraire*, il en laisse le nom en blanc & s'exprime ainsi.... » J'essayai de faire couler du bouillon dans » l'œsophage, à l'aide de l'instrument » nommé..... Cet instrument, ajoute M. » le Dran, est une espèce d'entonnoir dont » le bout qui est pliant étant porté par la » bouche dans l'œsophage, jusques à qua- » tre doigts au-dessous des muscles du pha- » rinx, y conduit le bouillon sans qu'on » ait la peine de l'avaler. » Il y a donc plus de 36 ans que M. le Dran a parlé de l'instrument dont M. Bauve croit avoir enrichi l'art.

A la description donnée par M. le Dran, il seroit difficile de reconnoître la cannule flexible imaginée par feu M. Petit, pour les corps étrangers arrêtés dans l'œsophage, puisqu'on la désigne spécialement par le nom *d'entonnoir*, ce à quoi elle ne ressemble en rien. Cet instrument est gravé dans le premier Tome des Mémoires de l'Académie, & tient à la dissertation de M. Hévin qui en parle avec éloges, & en attribue l'invention à M. Petit. Mais comme M. Hévin n'avoit en vue dans son Mémoire que le dégagement de l'œsophage embarrassé par quelques corps étrangers, il n'est pas étonnant qu'il n'ait fait mention de cet instrument qu'autant qu'il sert à agir contre ces corps étrangers : or dans ce cas, la cannule est armée d'un mandrin de baleine, qui porte une éponge à sa partie antérieure, & dont l'autre extrémité, qui déborde le pavillon de la cannule, forme un manche qui rend l'instrument très-aisé à manier.

En remontant à la source, j'ai eu la satisfaction de connoître plus particuliérement cette ingénieuse production d'un de nos plus reſpectables Maîtres. M. de Garengeot donne dans ſon traité des inſtrumens de Chirurgie, la deſcription très-détaillée de celui-ci, qu'il nomme repouſſoir d'arrêtes, dont on trouve le modéle dans l'arſenal de Scultet, & qui a été perfectionné par M. Petit : la maniere de s'en ſervir précede ce que M. de Garengeot dit de ſon uſage; & c'eſt ainſi qu'il termine cet article.

» L'uſage de cet inſtrument eſt de
» repouſſer les corps étrangers, arrêtés
» & embarraſſés dans l'œſophage : mais
» un bon ſervice que la cannule peut
» quelquefois rendre, c'eſt de conduire
» des bouillons & autres alimens liquides
» dans l'eſtomac. Pour lors il faut ôter
» l'éponge, & lorſque l'extrémité anté-
» rieure eſt bien avant dans l'œſophage,
» on ôte auſſi le mandrin, & la cannule
» reſtant à vuide, elle ſert de paſſage aux
» liquides, ce qui eſt d'un g[illegible]l ſecours
» dans les maladies du larinx.

D'aprés cet expoſé, l'Académie appréciera le mérite & l'utilité de l'inſtrument proposé par M. Bauve. Je me contente de faire remarquer en passant combien la solide instruction est difficile par les déperditions de doctrine, presque inséparables de la transposition des choses d'un lieu dans un autre. M. Bauve ne doit pas trouver mauvais que mes foibles recherches restituent à nos grands Maîtres l'idée qu'il a empruntée d'eux : l'instrument a perdu de son mérite en passant par ses mains, puisqu'il n'a pas sa flexibilité originaire, qui peut seule en rendre l'usage possible en quelques occasions.

N. B. Depuis que M. Suë a fait part à l'Académie de ces réflexions, il a été témoin oculaire des tentatives inefficaces de M Bauve au mois de Février dernier. M. de B... Conseiller au Parlement, tombé en apoplexie avaloit très-difficilement. M. Casamajor Médecin, appellé en consultation par le Médecin ordinaire, proposa M. Bauve & sa cannule. M. Suë venoit de saigner le malade à l'instant que M. Bauve arriva : il fit beaucoup d'efforts sans réussir ; la belle-sœur du malade, Madame de M. qui y étoit présente, craignant que dans un pareil tourment le malade ne suffoquât, eut bien de la peine à congédier M. Bauve, qui s'opiniâtroit (*a*) à vouloir réintroduire son instrument, que les assistans ont regardé comme meurtrier. Le seul cas où il pourroit être employé, est celui d'une insensibilité parfaite causée par la paralysie ; & dans ce cas-même la cannule flexible mérite la préférence.

(*a*) M. Bauve est fort sujet à cette sorte d'opiniâtreté ; il souffre très-impatiemment qu'on le congédie, avec honnêteté, lorsque ses soins sont devenus inutiles. Il crie à l'injustice, à l'envie, &c. &c. *Note de l'Editeur.*

FIN.

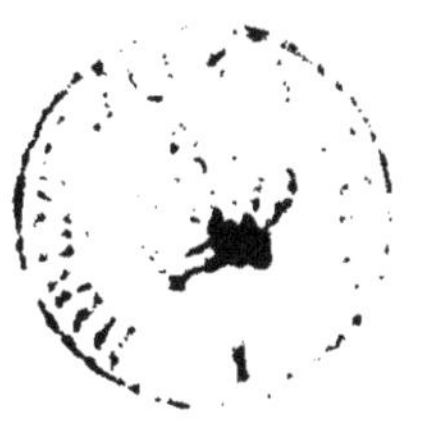

www.ingramcontent.com/pod-product-compliance
Ingram Content Group UK Ltd.
Pitfield, Milton Keynes, MK11 3LW, UK
UKHW020357230726
13925UKWH00003B/1157